Dr A.y WAHBY

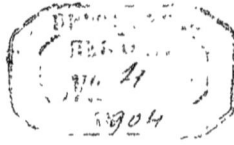

# Recherches Expérimentales

Sur la

# Toxine Typhique

MONTPELLIER

G. FIRMIN, MONTANE ET SICARDI

# RECHERCHES EXPÉRIMENTALES

SUR LA

# TOXINE TYPHIQUE

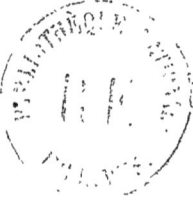

PAR

## Aly WAHBY

Né à Alaya (Asie-Mineure)

LAURÉAT DE LA FACULTÉ DE MÉDECINE (*Mention Très Honorable, Concours 1899*)

LAURÉAT DE LA FACULTÉ DES SCIENCES (*Prix Tempié 1901*)

LICENCIÉ ÈS-SCIENCES (1902)

MONTPELLIER

IMPRIMERIE G. FIRMIN, MONTANE ET SICARDI

*Rue Ferdinand-Fabre et quai du VerJanson*

—

1903

# INTRODUCTION

Le bacille d'Eberth sécrète-t-il une toxine ?

Cette question, bien qu'ayant donné lieu à un grand nombre de travaux, reste encore en litige.

La plupart des expérimentateurs pensent que les bacilles d'Eberth ne sécrètent pas une toxine comparable à celle des bacilles de Lœffler, mais que le principe actif qu'ils élaborent est intracellulaire, c'est-à-dire fait partie intégrante du corps des bacilles, pour ne s'en dégager qu'après leur mort. Parmi eux nous citerons, entre autres, par ordre chronologique des travaux : Sanarelli, Funck, Macfadyen et S. Rowland, Neisser et Schiga et Balthazard.

Sanarelli (1) ensemence un bouillon dans un ballon, le laisse un mois à l'étuve, et, après stérilisation, l'abandonne huit mois à la température ordinaire. Il ferme alors le ballon à la lampe et soumet pendant quelques jours la culture à la température de 60°. Un liquide clair surnage au-dessus de la culture : c'est la toxine de Sanarelli. Six centimètres cubes de ce liquide injectés dans le tissu sous-cutané d'un cobaye de 400 grammes, le tuent rapidement. En somme, Sanarelli

---

(1) Sanarelli. — Etudes sur la fièvre typhoïde expérimentale. 2° mémoire. *Annales de l'Institut Pasteur,* 1894.

emploie la macération de la culture pour désagréger les bacilles qui, pour lui, sont les vrais vecteurs de toxine ; donc, pour lui, la toxine serait intracellulaire.

Funck (1) nie absolument toute toxicité de la culture filtrée. Il faut que l'injection renferme des corps bacillaires pour qu'elle ait une influence nuisible sur l'animal.

Macfadyen et S. Rowland (2) cherchent également à recueillir la toxine typhique du corps des bacilles. Pour cela ils emploient soit la trituration des bacilles dans une machine rotative, soit la congélation à la température de l'air liquide.

Neisser et Schiga (3) prennent des bacilles cultivés sur gélose et après une émulsion dans l'eau salée les portent pendant une heure à une température de 60° ; ils sont ensuite laissés à l'étuve à 37° pendant deux jours. Après filtration on constate que le produit obtenu est agglutinant mais non toxique. Ces auteurs considérant la toxine comme intra-cellulaire, ils essayent de l'extraire par macération.

Enfin Balthazard (4), bien que ne rejetant pas les idées de son maître Chantemesse, inspiré, sans doute, par les travaux de Macfadyen et de S. Rowland, cherche comme ceux-ci la toxine typhique dans le corps des bacilles. Pour l'extraire il emploie la même méthode que ces derniers, c'est-à-dire la congélation, mais tandis que ceux-ci opèrent à la tempé-rature de l'air liquide, il opère à la température de — 21° seule-ment ; il soumet chaque jour, pendant 2 heures, l'émulsion des bacilles à cette température, il la porte le reste du temps à 58°. Les bacilles ainsi traités pendant une semaine, élimi-

(1) Funck. — La sérothérapie de la fièvre typhoïde, 1896.
(2) Macfadyen et S. Rowland. — Upon the intracellular constituents of the typhoïd Bacillus. Centralbl. f. Bakt, 1901, Bd XXX.
(3) Neisser et Schiga. — *Bulletin de l'Institut Pasteur*, n° 3, 1903.
(4) Balthazard. — Toxine et anti-toxine typhiques. Thèse Paris, 1903.

nent leurs produits toxiques dans le liquide. Il arrive à ce résultat que 20 grammes de bacilles desséchés donnent un produit toxique qui tue 70 cobayes de 400 grammes chacun.

D'autres auteurs, tels que Bandi, Chantemesse, M. Rodet, etc., croient que la toxine est réellement une sécrétion qui se produit pendant la vie des bacilles, comparable, par exemple, à celle du bacille de Lœffler.

Bandi (1) ensemence du bouillon de Lœffler avec des bacilles virulents. Un ou deux jours après il filtre ; 4 centimètres cubes du produit de filtration injectés par la voie sous-cutanée tuent un cobaye de 400 grammes.

Chantemesse ( 2 ) considère également la toxine comme un produit de sécrétion, mais, pour l'obtenir, il faut, dit-il, des conditions toutes spéciales. Il n'admet pas que le bouillon ordinaire soit un bon milieu de culture. Pour lui, le meilleur milieu de culture est obtenu par la peptonisation de la rate de porc en milieu acide, par la pepsine de panse de porc, d'après la méthode de Louis Martin. Cinq ou six jours de culture sont nécessaires pour obtenir le maximum de toxine; la culture est alors filtrée, 10 centimètres cubes de ce produit sont nécessaires pour amener, par injection intraveineuse, la mort d'un lapin de deux kilogs ; il trouve que la toxine s'altérant très vite en présence de l'oxygène, le simple contact de la culture avec l'air diminue considérablement le pouvoir toxique du produit filtré.

M. le professeur Rodet (3), dans une série de recherches, trouve aussi que c'est la culture filtrée qui renferme le plus

---

(1) Bandi. — Contributo allo studio del tifo sperimentale. Ufficiale sanitorio, 1889, pp. 145-193 (d'après Balthazard).

(2) Chantemesse. — Sur la toxine typhoïde soluble. *Soc. de Biologie*, janvier 1897.— *Bullelin méd.*, 27 janvier 1897. Thèse de Balthazard, 1903.

(3) Rodet. — *Sociélé de Biologie* (volume jubilaire).

de produit toxique. Pour lui, un bouillon bien spécial n'est pas nécessaire pour obtenir de la toxine, cependant, avec des bouillies spléniques, il a obtenu de bons résultats, mais inconstants. M. Rodet considère que l'aération de la culture est nécessaire pour obtenir le maximum de toxine, car l'aération favorisant la pullulation des bacilles, augmente aussi leur sécrétion.

On voit, par ce court exposé, que cette importante question, loin d'être résolue, est encore très discutable. C'est sur cette question si intéressante que M. le professeur Rodet a attiré notre attention.

Dans ce travail, nous n'avons pas eu la prétention de traiter la question dans son ensemble, mais seulement dans quelques points particuliers, encore obscurs. D'ailleurs, le temps ne nous a pas permis d'approfondir certains côtés intéressants de la question, et c'est pourquoi notre travail pourra paraître incomplet.

Nous avons essayé d'établir la toxicité des produits solubles rejetés par les bacilles dans les milieux de culture ; la possibilité de recueillir la toxine dans un bouillon ordinaire ; l'origine des produits solubles: sont-ils dus à des sécrétions de bacilles vivants ou à des désagrégations de bacilles morts ? les différences entre la toxicité des cultures filtrées d'une part et des corps bacillaires tués de l'autre ; à quel âge de culture le produit soluble et les corps bacillaires atteignaient leur maximum de toxicité ; la courbe de pullulation du nombre des bacilles et le rapport qui existe entre ce nombre et la toxicité des produits de filtration et des bacilles morts ; nous avons encore cherché à préciser quelques-unes des propriétés dues à la toxine que les bacilles typhiques sécrèteraient ; les effets de l'aération continue et de la non-aération sur les cultures ; si la culture filtrée pouvait immuniser l'animal contre une culture virulente, etc., etc.

Nous regrettons une fois de plus que le temps ne nous permette pas de continuer nos recherches dans le laboratoire que notre maître, M. le professeur Rodet, a mis à notre entière disposition. Nous le remercions vivement de l'intérêt qu'il a bien voulu prendre à nos recherches, des conseils qu'il nous a prodigués et de la méthode qu'il nous a donnée; aussi lui témoignons-nous une entière reconnaissance, un parfait dévouement.

Avant de quitter l'Université de Montpellier, nous adressons à tous nos professeurs, à ceux de la Faculté de Médecine, comme à ceux de la Faculté des Sciences, un témoignage de sympathie et de reconnaissance.

# RECHERCHES EXPÉRIMENTALES

SUR LA

# TOXINE TYPHIQUE

## AVERTISSEMENT

1° Tous les cobayes reçoivent les produits à éprouver par injection intrapéritonéale. En un point de la paroi abdominale, préalablement cautérisé au fer rouge, on enfonce une aiguille de platine flambée, par laquelle on introduit au moyen d'une seringue stérilisée les produits dont on veut éprouver la toxicité. La quantité introduite est généralement de 6 pour 100 du poids du cobaye. L'injection est faite lentement. On retire l'aiguille et l'on met sur la piqûre du collodion.

2° Le milieu de culture a toujours été le bouillon. Les cultures ont été faites pour la plupart dans des fioles de Gayon contenant 60 cc. de bouillon, celui-ci étant du bouillon ordinaire peptoné à 2 pour 100 et franchement alcalin. L'alcalinisation est faite en ajoutant au bouillon une solution de soude, jusqu'à ce qu'à la phtaléine du phénol, on obtienne une teinte légèrement rosée.

3° La filtration des cultures est faite par aspiration au moyen de la trombe à eau à travers de petites bougies en porcelaine (Appareil Martin).

4° Dans le cas où on a voulu concentrer des cultures on s'est servi d'une cloche à évaporation dans le vide. Le liquide à évaporer est mis dans le couvercle d'une grande boîte de Pétri stérilisée ; à environ un centimètre au-dessus de ce petit récipient, on place une feuille de papier stérilisée afin de protéger le liquide contre la chute éventuelle des germes, tout en permettant son évaporation ; un cristallisoir contenant de l'acide sulfurique anhydre est placé dans la cloche pour activer l'évaporation. On fait le vide jusqu'à 70 cm. de mercure et on le maintient pendant un certain nombre d'heures à la température ambiante.

5° Avant l'injection d'un produit dans le péritoine d'un cobaye, on vérifie toujours si le liquide est stérile ; pour cela on en prélève une anse de platine, avec laquelle on ensemence un tube d'agar.

6° Lorsque les cobayes meurent, on recueille avec les plus grandes précautions d'asepsie une anse de leur liquide péritonéal qu'on ensemence sur agar ordinaire.

7° L'ensemencement du bouillon a lieu avec de l'Eberth du laboratoire, dont on a entretenu la virulence par de fréquents passages en cobayes. La dose mortelle a varié de 0,5 à 1 cc. de culture en bouillon de 48 heures, par injection intrapéritonéale.

On s'assure toujours au préalable que la culture est bien de l'Eberth pur.

8° Lorsqu'il s'est agi d'étudier la toxicité des corps bacillaires, on a recueilli le dépôt resté à l'intérieur de la bougie après la filtration d'une culture.

Pour cela on verse dans l'intérieur de la bougie un peu d'eau salée stérilisée et, au moyen d'un petit écouvillon spécial, on met en suspension dans ce liquide les bacilles arrêtés à la surface interne de la bougie. L'opération est réitérée à plusieurs reprises jusqu'à ce que le liquide ressorte clair.

On obtient ainsi une émulsion des corps bacillaires dans un liquide inerte que l'on soumet ensuite, pour tuer les bacilles soit à l'action de la chaleur, soit à celle du thymol. Les bacilles une fois tués sont séparés de l'eau thymolée par filtration, en ayant soin de les laver sur la bougie avec de l'eau stérilisée pour les débarrasser de toute trace de thymol ; après quoi, ils sont mis de nouveau en suspension dans de l'eau salée et injectés à l'animal.

9° On s'est attaché à étudier la toxicité des corps bacillaires par rapport à celle des produits solubles d'une même culture, en tenant compte non pas du poids de ces corps bacillaires, mais du volume de culture d'où ils proviennent.

Par exemple : étant donnés 10 cc. de culture en bouillon, on comparera la propriété toxique des corps bacillaires isolés de ces 10 cc. et, d'autre part, 10 cc. de liquide filtré.

Dans toutes les expériences on opèrera ainsi, c'est-à-

dire avec des *quantités correspondantes* de corps bacillaires et de produits solubles.

10° Les termes de *produits solubles,* de *culture filtrée,*
de *produits de filtration* et de *toxine* sont pour nous
synonymes ; ils correspondent à la substance toxique
sécrétée par les bacilles dans le bouillon.

# EXPÉRIENCES

## Expérience I

### *La culture filtrée est-elle toxique?*

Deux fioles de Gayon renfermant 60 cc. de bouillon
ordinaire sont placées à l'étuve après ensemencement de
l'une d'entre elles.

Après trois jours, on retire les deux fioles. Celle qui a
été ensemencée est filtrée et le produit de filtration est
injecté à un cobaye à raison de 6 pour 100. Un second
cobaye est injecté à la même dose avec du bouillon ordinaire.

| INJECTION à 6 0/0 | CULTURE FILTRÉE P = 350 21 cc. | | BOUILLON ORDINAIRE P = 370 22 cc. 2 | |
|---|---|---|---|---|
| 24 Nov. | — 35 degrés hérissé, diarrhée | | 37°4 | 350 grammes |
| 25 — | **Mort** | | 38°2 | 340 — |
| 26 — | Vécu < 48 h. Liq. périt. *stérile* | | 38°5 | 360 — |
| 27 — | | | 38°3 | 375 — |

AUTOPSIE. — Liquide péritonéal abondant et clair. Congestion
intense des organes. Rate tuméfiée. Epanchement pleurétique
abondant et clair.

*Conclusion.* — La culture filtrée est toxique.

## Expérience II

*De l'influence de l'air sur la toxicité des produits solubles.*

Deux tubes renfermant du bouillon ordinaire sont ensemencés et placés à l'étuve. L'une des cultures a été recouverte d'une épaisse couche d'huile de vaseline stérilisée. (Le premier jour, on remarque que la culture non recouverte de vaseline est beaucoup plus trouble que l'autre, ce fait est moins apparent le troisième jour.)

Trois jours après, on filtre les deux cultures et les produits de filtration sont injectés à deux cobayes à raison de 4 pour 100.

| Produits solubles à 4 p. 100 | TROIS JOURS | |
|---|---|---|
| | Tube sans vaseline | Tube avec vaseline |
| | P. 260 gr.    10 cc. 4 | P. 230 gr.    9 cc. 2 |
| 21 janvier | 37°6  Hérissé, glaires rougeâtres à l'anus | 38°5    Va très bien. |
| 22  — | 37°  Yeux mi-fermés, hérissé. | 38°3 |
| 23  — | 38°3 | 38°3 |

*Conclusion.* — L'influence de l'air sur une culture favorise considérablement la pullulation des bacilles et augmente le pouvoir toxique de leurs produits solubles.

## Expérience III

*La toxicité du produit soluble varie-t-elle avec l'épaisseur de la culture et la surface d'aération ?*

*Une culture jeune, soustraite à l'action de l'air, augmente-t-elle la toxicité de son produit soluble ?*

On met 50 cc. de bouillon ordinaire dans deux fioles de Gayon et dans deux ballons de 50 cc. de capacité, qu'on place à l'étuve après ensemencement.

Un jour après, on recouvre avec de l'huile de vaseline stérilisée, afin de les soustraire à l'action de l'air, une des fioles de Gayon et un des ballons.

Deux jours plus tard, on retire les quatre flacons, on les filtre, et les produits de filtration sont injectés à quatre cobayes à raison de 4 pour 100.

| Produits solubles à 4 p. 100 | A   Fiole de Gayon   B | | C   Ballon de 50 cc.   D | |
|---|---|---|---|---|
| | 3 j. sans vasel. | 1 j. sans vasel. et 2 j. avec vas. | 3 j. sans vasel. | 1 j. sans vasel. et 2 j. avec vasel. |
| | P. 470 gr.   19 cc. | P. 420 gr.   17 cc. | P. 325 gr.   13 cc. | P. 375 gr.   15 cc. |
| | | Temp.   Poids | Temp.   Poids | Temp.   Poids |
| 30 Mai | **Mort** vécu 15 heures | 39   385 gr. | 39,5   315 gr. | 38,4   340 gr. |
| 31 — | Liq. périt. *stérile* | 39,7   350 » | 38,2   310 » | 38,5   365 » |
| 2 Juin | | 38,3   350 » | 38,9   320 » | 38,4   360 » |
| 3 — | | 38,5   365 » | 38,5   330 » | 39   375 » |
| 4 — | | 38,7   365 » | 38,5   325 » | 38,8   365 » |

AUTOPSIE. — *Cobaye A* : Liquide péritonéal abondant et clair. Quelques concrétions pseudo-membraneuses sur le foie ; corps gélatiniformes sur la paroi postérieure de l'estomac. Poumons rétractés. Foie congestionné.

*Conclusion.* – Le produit de filtration est beaucoup plus toxique quand la culture présente une large surface d'aération. Une couche isolante placée sur la culture jeune, s'oppose au développement de la toxicité.

## Expérience IV

*De l'influence de la toxicité d'une couche isolante sur une culture achevée.*

On met 25 cc. de bouillon ordinaire dans quatre tubes, et 25 cc. de bouillon spécial (1) dans trois autres ; le tout est ensemencé et placé à l'étuve à 37°.

Après quatre jours, un tube contenant du bouillon ordinaire et un autre contenant du bouillon spécial sont filtrés, et les produits de leur filtration sont injectés à deux cobayes.

Le même jour, trois autres tubes (deux de bouillon ordinaire et un de bouillon spécial) sont recouverts d'une épaisse couche d'huile de vaseline stérilisée.

Trois jours plus tard, on retire deux des tubes recouverts de vaseline (un de bouillon ordinaire, un de bouillon

_____

(1) Bouillon spécial : bouillon obtenu par macération à froid.

spécial), on les filtre et on injecte les produits de filtration à deux cobayes.

On laisse les trois autres tubes, deux sans vaseline, un avec vaseline, deux jours encore à l'étuve, après quoi on les filtre et les produits de filtration sont injectés à trois autres cobayes.

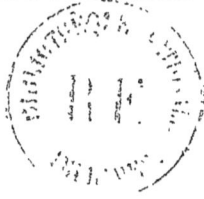

Tableau

| Produits solubles à 4,5 p. 100 | SANS VASELINE | | | | AVEC VASELINE | | |
|---|---|---|---|---|---|---|---|
| | Agé de 4 jours | | Agé de 9 jours | | 7 jours dont 3 avec Vas. | | 9 j. avec Vas. |
| | Bouill. ordin. P. 260 11 cc. 7 | Bouill. spécial P. 250 11 cc. 25 | Bouill. ordin. P. 280 12 cc. 6 | Bouill. spécial P. 280 12 cc. 6 | Bouill. ordin. P. 250 11,25 | Bouill. spécial P. 250 11,25 | Bouill. ordin. P. 280 12 cc. 6 |
| 5 Février. | **A** Temp. Poids 36° Héris., tremblem. | 37°3 | | | | | **B** |
| 6 — | 37 9 240gr. | 38 3 240gr. | | | | | |
| 7 — | 38 5 250 » | 38 4 250 » | | | | | |
| 8 — | | | | | 37°2 héris., ne remue guère | 38 2 héris., dégourdi | |
| 9 — | 38 5 270 » | 38 4 260 » | | | 38 5 220 » | 38 5 230 » | |
| 10 — | 38 270 » | 38 7 280 » | 36° 280gr. héris., tr. malade | 39°2 280gr. hérissé | 38 6 240 » | 38 8 260 » | **Mort** vécu < 20 h. Liq. p. stérile |
| 11 — | 38 250 » diarrhée, malade | 38 4 270 » | 38 1 250 » | 39 4 260 » malade | 38 5 240 » diarrhée | 38 2 250 » | |
| 13 — | 37 230 » hériss., tr. malade | 38 7 300 » | 37 7 265 » | 38 5 275 » | 39 260 » | 39 275 » | |
| 16 — | **Mort** vécu 11 jours liq. péri. stérile | 38 4 320 » | 38 2 290 » | 38 5 300 » | 39 290 » | 38 5 300 » | |

AUTOPSIE. – *Cobaye A :* Paroi abdominale très amaigrie. Foie, rate, poumons très congestionnés. Gros intestin rempli et distendu par des matières diarrhéiques. Liquide péritonéal peu abondant mais clair.

*Cobaye B :* Les organes sont peu congestionnés ; quelques concrétions pseudo-membraneuses sur le foie et la rate ; examinés au microscope, pas de microbes mais des globules blancs. Gros intestin distendu par gaz. Liquide péritonéal abondant et clair.

*Conclusion.* — Une couche isolante placée sur une culture bien développée (4 jours), maintient la toxicité du produit soluble et semble même pouvoir l'accroître. En effet, le tube de 9 jours, dont 5 avec vaseline, est beaucoup plus toxique que le tube de 7 jours, dont 3 avec vaseline, et que le tube abandonné pendant 9 jours à l'air.

Le bouillon spécial essayé dans cette expérience a été moins propice que le bouillon ordinaire au développement de la toxicité des produits solubles.

### Expérience V

*De la pullulation des bacilles suivant que la culture a une plus ou moins grande épaisseur et une plus ou moins grande surface de contact avec l'air.*

On prend 2 fioles de Gayon dans lesquelles on met 50 cc. de bouillon ; on prend ensuite un premier ballon d'une capacité de 50 cc. qu'on remplit jusqu'à hauteur du goulot ; ce ballon contient donc la même quantité de culture que la fiole précédente, mais avec une surface d'aération considérablement réduite ; dans un deuxième ballon semblable au précédent on met 4 cc. de bouillon, quantité qui donne une épaisseur égale à celle de la fiole.

Les 4 bouillons sont ensemencés et placés à l'étuve à 37°. Un jour après, le bouillon d'une des deux fioles est recouvert d'une couche de vaseline.

Chaque jour on prélève une petite quantité de ces cultures dont on fait la numération des bacilles vivants.

Pour prélever une quantité égale de semence dans chacune de ces épreuves, on opère avec une anse de platine fixe, dont on a déterminé la capacité (10 anses = 1 goutte; 30 gouttes = 1 cc.).

On prend une anse de culture (en ayant soin de ne tremper que l'anse) qu'on dilue dans 1 cc. d'eau stérilisée ; puis on prélève une anse de ce liquide que l'on dilue dans un tube renfermant de la gélatine stérilisée et rendue liquide ; on agite ensuite fortement pour bien répartir les bacilles et on verse le contenu du tube dans une boîte de Pétri stérilisée.

Les colonies sont visibles seulement au microscope et en nombre si considérable que la numération en devient difficile. Afin d'obtenir des colonies plus visibles, on emploie pour les épreuves ultérieures de la gélatine alcalinisée au bicarbonate de soude ; cette alcalinisation produit une teinte rosée à la phtaléine du phénol. Les bacilles sont encore invisibles à l'œil nu (1).

On a recours alors à la préparation de boîtes de Pétri avec de l'agar ordinaire.

On fond de l'agar stérilisé qu'on verse dans une boîte de Pétri stérilisée et chauffée. Lorsque l'agar est complètement solidifié, on prend une anse de culture qu'on dilue dans 10 cc. d'eau stérilisée, dilution dont on prend une

---

(1) Donc les bacilles d'Eberth ayant subi une série de passages en cobayes ne se développent guère sensiblement sur de la gélatine, même alcalinisée.

anse qu'on étend sur l'agar. La boîte est ensuite placée à l'étuve.

On peut, dès le lendemain, faire la numération des colonies à l'œil nu.

| Nombre des Bacilles vivants | FIOLE DE GAYON 50 cc. | | Ballon 50 cc. | Ballon 4 cc. |
|---|---|---|---|---|
| | Vaseline 1 jour après | Sans Vaseline | | |
| 1er Jour | | 950 | 300 | 900 |
| 2 — | 500 | 800 | 460 | 630 |
| 3 — | 750 | 240 | 550 | |
| 4 — | 450 | 500 | 400 | 350 |
| 5 — | 230 | 130 | 450 | 400 |
| 6 — | 250 | 300 | 58 | 175 |
| 7 — | | 103 | | |
| 10 — | | 40 | | 57 |

*Conclusion.* — Les bacilles pullulent plus abondamment dans les bouillons en couche mince et à grande surface d'aération et le maximum est plus tôt atteint que dans les cultures à faible surface.

## Expérience VI

*Influence exercée sur la toxicité des produits solubles :
1° par la chaleur de l'étuve à 37° ; 2° par la présence ou
l'absence de l'air plus ou moins prolongées ; 3° par
la plus ou moins grande pullulation des bacilles vivants ;
4° par la plus ou moins grande surface de contact
avec l'air.*

Trois fioles de Gayon et trois ballons de 50 cc. contenant chacun 50 cc. de bouillon ordinaire sont ensemencés
et placés à l'étuve à 37°.

Un jour après, deux fioles et deux ballons sont retirés
de l'étuve, ils sont recouverts d'une couche d'huile de
vaseline stérilisée. Une des fioles ainsi qu'un des ballons
sont replacés à l'étuve ; les deux autres sont gardés à la
température ordinaire à l'abri de la lumière diffuse.

Deux jours plus tard, on retire de l'étuve la fiole et le
ballon non recouverts de vaseline, on les recouvre de vaseline et on les remet à l'étuve.

Deux jours après, on filtre tous ces flacons et les produits de filtration sont injectés à six cobayes.

**Tableau**

| Produits solubles à 4 0/0 | 1 jour sans vaseline et 4 jours avec vaseline | | | | 3 j. sans vas., 2 j. avec vas. | |
|---|---|---|---|---|---|---|
| | 5 jours étuve | | 1 jour étuve | | 5 jours étuve | |
| | Fiole | Ballon | Fiole | Ballon | Fiole | Ballon |
| | P : 270   10,8 | P : 250  10 cc | P : 280   11,2 | P : 280   11,2 | P : 300  12 cc. | P : 310   12,4 |
| | T.      P. | T.      P. | T.      P. | T.      P. | T.      P. | T.      P. |
| 7 Juin | 37°  260 gr. Hérissé le plus malade | 37°  230 gr | 38°9  275 gr. le mieux portant | 39°2  275 gr. cris | 36°7  295 gr. | 36°2  300 gr. |
| 8 — | 38°8  230 gr. | 38°4  210 gr. | 38°8  275 gr. | 38°9  275 gr. | 38°5  270 gr. | 38°9  270 gr |
| 9 — | 39°3  225 gr. | 38°3  220 gr | 39°  285 gr. | 38°7  280 gr. | 38°5  285 gr. | 38°9  275 gr |
| 10 — | 38°7  240 gr. | 38°  225 gr. | 38°3  285 gr. | 38°3  280 gr. | 38°4  290 gr. | 37°8  285 gr. |

*Conclusion.* — Le plus toxique des produits solubles est celui de la fiole de Gayon laissé à l'air libre pendant vingt-quatre heures, recouvert de vaseline pendant quatre jours et laissé à l'étuve. Le même placé à la température ambiante est moins actif ; il n'y a pas avantage à retirer la culture de l'étuve. L'affaiblissement de la toxicité n'est pas dû à la chaleur ; la chaleur est au contraire favorable, sans doute en favorisant la sécrétion des bacilles. La fiole de Gayon, additionnée de vaseline après trois jours, est moins toxique que celle qui reçoit la vaseline après un jour ; cela peut être en rapport avec la diminution du nombre des bacilles vivants du premier au troisième jour. D'après une expérience précédente, il y a en effet moins de diminution du nombre des bacilles vivants sous la va- seline qu'à l'air. Après trois jours d'étuve et deux jours de vaseline, le ballon est plus actif que la fiole, ce qui doit tenir à ce que le nombre des bacilles vivants après trois jours est beaucoup plus considérable dans le ballon que dans la fiole. Donc il semble bien qu'il puisse y avoir une influence fâcheuse de l'air portant sur les bacilles qu'elle contribue à faire mourir.

Dans cette expérience la toxicité paraît partout en rapport avec le nombre des bacilles vivants, ce qui laisse penser que le produit toxique est une sécrétion des bacilles vivants.

## Expérience VII

*Détermination du pouvoir toxique du produit soluble et des corps bacillaires, suivant que la culture est conservée dans une fiole à large surface ou dans un tube.*

On ensemence une fiole de Gayon (60 cc.) qu'on place à l'étuve à 37°. Trois jours après, avec une éprouvette graduée et stérilisée, la culture est partagée en deux parties. Une première moitié est remise dans la fiole de Gayon et l'autre moitié dans un tube ordinaire stérilisé. Le tube et la fiole sont abandonnés sept jours à l'étuve, puis on les retire, on les filtre séparément, les produits de filtration sont injectés à deux cobayes, les corps bacillaires tués et émulsionnés à deux autres.

Tableau

| Produits solubles 6 p. 100 | CULTURE DE TROIS JOURS DE FIOLE | |
| --- | --- | --- |
| | Plus 7 jours Fiole | Plus 7 jours Tube |
| | P. 360    21 cc. 6 | P. 370    22 cc. 2 |
| 29 août | — 35    Hérissé, ballonnement de ventre | T.    P.<br>37° 4 |
| 30 — | **Mort**<br>Vécu < de 20 heures<br>Liq. périt. *stérile* | 38  9    330 gr. |
| 3 septem. | | 38  4    290  » |
| 8 — | | 38  5    330  » |

| Corps bacillaires | P. 400 gr. | | P. 400 gr. | |
| --- | --- | --- | --- | --- |
| 30 août | T.<br>36  5 | P.<br>390 gr. | 38  5 | 390 gr. |
| 1er sept. | 39  8 | 325  » | 39  7 | 325  » |
| 2 — | 40  1<br>Eveillé | 320  » | 39  1 | 315  » |
| 3 — | 39  2 | 310  » | 38  9 | 300  » |
| 8 — | 38  3 | 380  » | 38  2 | 360  » |

AUTOPSIE. — Liquide péritonéal abondant et limpide. Tube digestif, foie, rate et poumons congestionnés. Quelques concrétions pseudo-membraneuses sur le foie. Liquide pleurétique abondant et clair.

*Conclusion.* — La fiole de Gayon, c'est-à-dire une surface à large aération, est éminemment favorable au développement de la toxicité et du produit soluble et des corps bacillaires. Par suite de la moindre épaisseur (moitié) de la culture, le produit soluble paraît ici plus que jamais hypertoxique (tue le cobaye en moins de vingt heures). Les corps bacillaires sont également actifs, mais beaucoup moins que le produit soluble (le cobaye est malade seulement).

Dans la culture maintenue dans un tube le produit de filtration paraît aussi être plus actif que les corps bacillaires, mais beaucoup moins que celui qui provient de la fiole.

### Expérience VIII

*De l'influence de l'aération continue sur le développement de la toxicité.*

Dans une fiole de Gayon stérilisée on ensemence 60 cc. de bouillon ordinaire. Un bouchon en caoutchouc, traversé de deux tubes coudés et stérilisés, ferme hermétiquement la fiole.

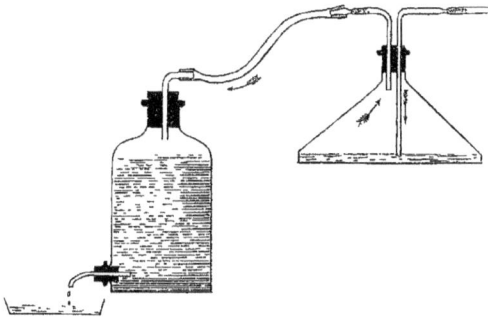

Un des tubes plonge par une de ses extrémités dans la culture, par l'autre il est en communication avec l'air.

L'autre tube est mis en communication à l'aide d'un caoutchouc avec un grand flacon rempli d'eau qui s'écoule goutte à goutte par un robinet placé à sa partie inférieure. Cet écoulement produit un appel d'air. Cet air filtré à travers du coton placé à l'entrée du tube vient barboter dans la culture.

Le tube qui ne plonge pas dans la culture renferme du coton pour empêcher l'introduction possible des germes pendant le renouvellement de l'eau du flacon (chaque huit heures).

Cet appareil est mis à l'étuve à 37° ainsi qu'une autre fiole de Gayon où on a ensemencé 60 cc. de bouillon ordinaire. Cette fiole servira de terme de comparaison.

Après dix jours on retire les deux fioles. On filtre et les produits de filtration sont injectés à deux cobayes, les corps bacillaires tués et émulsionnés à deux autres.

Tableau

| Produits solubles à 6 p. 100 | CULTURE AGÉE DE 10 JOURS | | | |
|---|---|---|---|---|
| | Aération continue<br>P. 370    22 cc. 2 | | Non aérée<br>P. 320    19 cc. 2 | |
| | T. | P. | T. | P. |
| 2 Sept. | 36° 3 | 380 gr.<br><small>Vomissements, cris, hérissé.</small> | 38° 4 | 320 gr.<br><small>Cris et tremblements.</small> |
| 3 — | 39 5 | 290  » | 39 3 | 280  » |
| 4 — | 39 7 | 280  » | 38 6 | 295  » |
| 5 — | 38 7 | 290  » | 38 7 | 280  » |
| 8 — | 38 7 | 325  » | 38 5 | 310  » |
| Corps bacillaires | P. 420 | | P. 480 | |
| 3 Sept. | 37° 3 | Hérissé. | —35° | Vomissements<br>Hérissé |
| 4 — | 39 2 | 335 gr. | 39 4 | 390 gr. |
| 5 — | 39 6 | 340  » | 39 2 | 360  » |
| 6 — | 39 | 350  » | 39 | 350  » |
| 8 — | 38 7 | 345  » | 38 3 | 360  » |
| 9 — | 38 4 | 360  » | 38 3 | 370  » |
| 10 — | 38 3 | 380  » | 38 2 | 380  » |

*Conclusion.* — L'aération de la culture est favorable au développement de la toxicité du produit soluble, mais pas à celui des corps bacillaires. Ceci nous amène à penser que le renouvellement de l'air active la sécrétion des réserves des bacilles et par là augmente la toxicité du liquide au détriment des corps bacillaires.

## Expérience IX

*De l'influence de l'âge sur le développement de la toxicité dans la culture soumise ou non à l'aération continue.*

*La concentration par évaporation de la culture filtrée diminue-t-elle la toxicité ?*

On ensemence 4 fioles de Gayon, qu'on place à l'étuve à 37°. Deux d'entre elles sont soumises à l'aération continue (même appareil que dans l'expérience précédente).

Trois jours après, on retire une culture aérée et une culture non aérée.

Après la numération des bacilles, on filtre les deux cultures. Les corps bacillaires tués par le thymol et émulsionnés sont injectés à deux cobayes.

Le produit soluble de la culture aérée est divisé en deux parties. Une première partie, 25 cc., est soumise à l'évaporation dans le vide ; l'autre partie, ainsi que le produit de filtration de la culture non aérée, sont conservés.

Après 64 heures d'évaporation (1), on injecte les trois liquides à trois cobayes.

Les mêmes opérations ont lieu avec les deux autres cultures laissées à l'étuve et retirées après 10 jours.

**Tableau**

(1) Le liquide à évaporer a été placé dans une fiole de Gayon recouverte d'une feuille de papier filtre stérilisée.

| Produits solubles 6 p. 100 | CULTURE DE 3 JOURS | | | | CULTURE DE 10 JOURS | | |
|---|---|---|---|---|---|---|---|
| | Aération continue | | Non aérée | | Aération continue | | Non aérée |
| | Evaporation P. 340 16 cc. | P. 250 15 cc. | P. 300 18 cc. | | Evaporation P. 335 12 cc. | P. 340 20 cc. 4 | P. 340 20 cc. 4 |
| 19 sept. | **A** Mort Vécu < 14 h. Liq. périt. *stérile* | **B** Mort Vécu < 14 h. Liq. périt. *stérile* | —35° 310 gr. | 26 sept | 37°7 310 gr. | **C** — 35° cris, diar. yeux fermés | 35'8 340 gr. Hérissé |
| 20 » | | | —35° 280 » Hérissé | 27 » | 38°2 320 » | » 300 gr. Diarrhée | 39°3 290 » |
| 21 » | | | 37·6 240 » | 28 » | 38°2 335 » | 37° 260 » Diarrhée | 38°2 280 » |
| 22 » | | | 38° 240 » | 29 » | 38°3 340 » | 38°7 260 » | 38°5 290 » |
| 23 » | | | 38°2 265 » | 4 oct. | 38°4 360 » | Mort Vécu 8 jours Liq. périt. *stérile* | 38°2 330 » |
| Corps bacillaires | Nomb. de Bac. 107 P. 360 gr. | Nomb. de Bac. 92 P. 340 gr. | | | Nomb. de Bac. 600 P. 350 gr. | | Nomb. de Bac. 400 P. 355 gr. |
| 19 sept. | **D** —35° 320 gr Yeux ferm. cris. | **E** 39°1 300 gr. Diarrhée | 26 sept. | | **F** —35° 335 gr. Hérissé | | —35° 335 gr. Yeux ferm. héris. |
| 20 » | 38°5 295 » Hérissé, mange | 38°7 270 » Hérissé, diarrhée | 27 » | | 37°8 310 » | | 36°5 310 » Hérissé |
| 21 » | 38°5 270 » Diarrhée | 39°3 250 » | 28 » | | 39° 280 » | | 39°2 270 » Mange |
| 22 » | 38° 230 » Diarrhée | 37°4 220 » Yeux ferm. vomiss. | 29 » | | 39°3 260 » | | 38°8 265 » |
| 23 » | —35° 190 » Très malade | Mort Vécu 5 Jours Liq. périt. *stérile* | 30 » | | 37°3 250 » Ventre ballonné | | 39°1 270 » |
| 24 » | Mort Vécu 6 jours Pas de liq. périt. | | 1er oct. | | 36°7 225 » Hérissé, ballonné | | 38°7 280 » |
| | | | 2 » | | Mort | | |

Autopsie. — *Cobaye A :* A reçu 16 cc. de produit de filtration réduit de 25 cc. par évaporation. Liquide péritonéal abondant et clair. Intestin grêle filiforme, très rétracté ; gros intestin en cha-pelet ; cæcum distendu par des gaz. Tube digestif, foie, rate et poumons sont congestionnés.

*Cobaye B :* Les mêmes constatations que *A*.

*Cobaye C :* Très peu de liquide péritonéal. Tube digestif, foie, rate et poumons très hyperhémiés. Vésicule biliaire distendue par de la bile. Pas de liquide pleurétique.

*Cobaye D :* Très amaigri. Point de liquide péritonéal. Intestin grêle hyperhémié, avec des gaz et matières diarrhéiques. Rate tuméfiée.

*Cobaye E :* Peu de liquide péritonéal. Foie en dégénérescence graisseuse. Cæcum distendu par des gaz.

*Cobaye F :* Pas de liquide péritonéal. Gros intestin plein de matières. Cæcum très distendu par des gaz ; adhérences de l'intestin grêle au cæcum. Occlusion intestinale.

*Conclusion.* — Le produit soluble de la culture âgée de trois jours est plus actif que celui de la culture de dix jours, aussi bien pour la culture aérée que pour la culture non aérée.

L'aération continue d'une culture augmente considéra-blement le pouvoir toxique du produit soluble. Sur qua-tre cobayes qui ont reçu du produit aéré trois sont morts, tandis que les deux cobayes qui ont reçu du produit non aéré sont restés vivants.

Quant aux corps bacillaires, l'influence de l'aération sur leur toxicité est moins nette. Les corps bacillaires de la culture aérée de trois jours sont tués plus tardivement que ceux de la culture non aérée ; mais en revanche leur effet de toxicité immédiat a été plus marqué.

Quant aux corps bacillaires des cultures de dix jours, aérée ou non, leurs effets ont été très analogues, l'un des sujets est mort il est vrai, mais par occlusion intestinale et d'infection accidentelle du péritoine.

En comparant le produit soluble et les corps bacillaires du même âge, on remarque nettement que le produit soluble de trois jours, provenant d'une culture aérée, est beaucoup plus actif que les corps bacillaires provenant de la même culture. Il en est de même pour la culture de dix jours. Dans la culture non aérée c'est l'inverse qui a lieu. (Les corps bacillaires tuent le cobaye, le produit soluble le rend malade seulement.)

Ainsi se trouve confirmée l'hypothèse des corps bacillaires renfermant une quantité déterminée de produit toxique qu'ils abandonneraient au bouillon pour augmenter sa toxicité en perdant ainsi de leur propriété toxique.

L'aération continue de la culture est favorable à la pullulation des bacilles vivants.

La courbe de toxicité du produit soluble serait, dans cette expérience, la même que celle des corps bacillaires, elle atteindrait dans les deux cas son maximum au troisième jour.

Le produit soluble réduit par l'évaporation à la moitié seulement de son volume primitif semble perdre toute son activité. (Cobaye ayant reçu 12 cc. est bien portant dès le lendemain ; l'autre ayant reçu la dose non évaporée meurt au bout de 8 jours.)

## Expérience X

*Détermination du pouvoir toxique du produit soluble
et des corps bacillaires du 1<sup>er</sup> au 10<sup>e</sup> jour.*

On ensemence 5 fioles de Gayon, qu'on place à l'étuve
à 37°. Le lendemain, on filtre une des cultures. Le pro-
duit de filtration est injecté à un cobaye à raison de 6 0|0.
Les corps bacillaires sont tués par le thymol et injectés à
un autre cobaye.

Les autres cultures sont retirées successivement de
l'étuve après 3, 6 et 10 jours. Elles subissent la même
opération, c'est-à-dire que le produit de filtration est
injecté à un cobaye et les corps bacillaires émulsionnés
et tués à un autre.

**Tableau**

3

| Produits solubles à 6 pour 100 | Culture 1 jour P. 360 21 cc. 6 | Culture 3 jours P. 415 24 cc. 9 | Culture 6 jours P. 380 22 cc. 8 | Culture 10 jours P. 410 24 cc. |
|---|---|---|---|---|
| 21 Août | 38°4 330 gr. | **A** | | **B** |
| 22 — | 38 7 325 » | | | |
| 23 — | 38 8 335 » | 35°5 Hérissé cris | | |
| 24 — | 38 6 350 » | 39 5 360 gr. yeux fermés, ne réagit point | | |
| 26 — | | Convul. soubresauts **Mort** | 36°5 375 gr. Hérissé, cris | |
| 27 — | | Vécu 66 h. | 39° 300 gr. Hérissé | |
| 29 — | | Liq. périt. *stérile* | 38° 260 gr. | |
| 30 — | | | 38 3 245 » | 36°1 400 g Hérissé,tr. malad. **Mort** |
| 1ᵉʳ Sept. | | | 38 4 290 » | Vécu < 44 heu Liq. périt. *stér* |

| Corps Bacillaires | P. 400 gr. | P. 400 gr. | P. 360 gr. | P. 400 gr. |
|---|---|---|---|---|
| 22 Août | 38°6 385 gr. | **C** | | |
| 23 — | 38 7 375 » | | | |
| 24 — | 38 4 390 » | 35°5 Hérissé,tr. malad. | | |
| 25 — | | Dyspnée intense, couché sur le flanc | | |
| 27 — | | yeux fermés, cris **Mort** | 35°3 330 gr. Hérissé, yeux fermes | |
| 28 — | | Vécu 26 h. Liq. périt. *stérile* | 39 1 300 » | |
| 30 — | | | 39 1 275 » | 36°5 390 g |
| 1ᵉʳ Sept. | | | 38 9 290 » | 39 3 345 |
| 2 — | | | 38 7 310 » | 39 7 315 |
| 3 — | | | | 38 7 330 |
| 4 — | | | | 38 5 350 |
| 6 — | | | | 38 3 370 |

AUTOPSIE. — *Cobaye A :* Peu de liquide péritonéal. Gros intestin rempli de matières fécales. Foie et poumons congestionnés. Rate tuméfiée. Cœur en diastole.

*Cobaye B :* Liquide péritonéal abondant. Organes congestionnés.

*Cobaye C :* Liquide péritonéal abondant et clair. Tube digestif congestionné. Rate volumineuse et hyperhémiée. Gros ganglions mésentériques. Foie et poumons congestionnés. Liquide pleurétique abondant et clair.

*Conclusion.* — 1° Le premier jour après l'ensemencement, le produit soluble n'est pas toxique ; le troisième jour il est toxique (tue le cobaye au bout de 66 heures) ; le sixième jour sa toxicité diminue (l'animal n'est que malade) ; enfin, le dixième jour, il atteint son maximum de toxicité (tue l'animal en moins de 44 heures).

Cette évolution de la toxicité du produit soluble peut être représentée par la courbe ci-dessous.

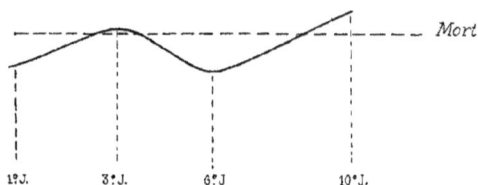

2° Les corps bacillaires sont également inactifs le premier jour de la culture, mais leur toxicité s'accroît et atteint son maximum au troisième jour (tue l'animal en 26 heures), puis cette toxicité diminue graduellement jusqu'au 10°. En effet, le cobaye injecté au sixième jour a eu le lendemain la température 35°3 et a diminué de 30 gr.; le cobaye injecté au dixième jour a eu 36°5 et n'a diminué que de 10 gr.

La marche de la toxicité des corps bacillaires serait représentée par la courbe ci-dessous.

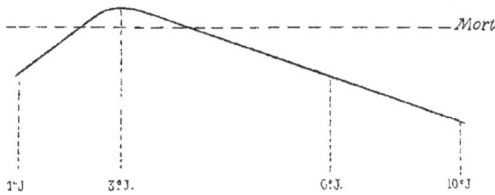

3° Si on compare l'activité des corps bacillaires morts et du produit soluble, on trouve que le premier jour tous les deux sont inactifs. Au bout de 3 jours, tous deux sont actifs, mais les corps bacillaires le sont ici davantage (tue le cobaye en 26 heures; la toxine, au bout de 66 heures seulement) [1]. Au bout de 6 jours tous les deux ont diminué d'activité ; cependant les corps bacillaires morts paraissent plus actifs que la culture filtrée. Enfin, au dixième jour le produit soluble est nettement hypertoxique, tandis que la toxicité des corps bacillaires a de beaucoup diminué.

Ceci nous amènerait à penser : que la toxicité des corps bacillaires au troisième jour est due au nombre considérable des corps bacillaires vivants qui contiennent encore leur produit de sécrétion ; que vers le sixième jour, ces corps bacillaires ayant continué à sécréter, ont diminué leur charge de toxine ; qu'au bout de 10 jours, le produit soluble est devenu hypertoxique par suite de l'addition des

----

(1) Ceci semblerait contredire les autres expériences semblables, il faut sans doute tenir compte de la résistance variable des cobayes.

sécrétions des corps bacillaires vivants et peut-être par l'ad-
jonction des produits solubles des corps bacillaires morts
Mais pourquoi l'activité du produit soluble ne s'accroît-
elle pas régulièrement du premier au dixième jour ?
Pourquoi, au sixième jour, a-t-elle diminué d'activité pour
redevenir toxique et même hypertoxique vers le dixième
jour ?

## Expérience XI

*Les corps bacillaires morts, mis en présence du bouillon
ordinaire, le rendent-ils toxique ?*

*Ce pouvoir toxique est-il supérieur ou inférieur à celui
d'un bouillon dans lequel on a mis des bacilles vivants?*

Une fiole de Gayon est ensemencée avec de l'Eberth et
placée à l'étuve à 37°.

Après 4 jours on la retire et on filtre. Le produit de filtration est injecté à un cobaye à raison de 3 p. 100. Les
corps bacillaires sont recueillis dans de l'eau salée et
divisés en deux parties. Une première partie est mise
dans une fiole renfermant du bouillon ordinaire. Les bacilles de la seconde partie sont tués au thymol, filtrés,
émulsionnés avec de l'eau salée et placés dans une autre
fiole contenant également du bouillon ordinaire. Les deux
fioles, l'une contenant des bacilles vivants, l'autre des
bacilles morts, sont placées à l'étuve.

11 jours après, on les retire, on les filtre et les produits
de filtration sont injectés à deux cobayes. Les corps bacillaires morts sont injectés à un troisième ; les corps
bacillaires vivants sont tués par le thymol et injectés à
un quatrième.

| Culture filtrée 6 p. 100 | Provenant de Bacilles vivants P. 285 17 cc. | | Provenant de Bacilles tués P. 320 19 cc. 2 | |
|---|---|---|---|---|
| | T. | P. | T. | P. |
| 11 Nov. | 36° 5 | 265 | 37° 8 | 320 |
| | Yeux fermés, Hérissé | | Agité. | |
| 12 — | 39 | 240 | 39 2 | 280 |
| 13 — | 38 | 210 | 37 7 | 270 |
| | Diarrhée, Hérissé, | | | |
| 15 — | 38 | 250 | 38 | 310 |

| Corps bacillaires | Tués immédiat. avant l'injection P. 360 | | Tués dep. 11 j. P. 350 | |
|---|---|---|---|---|
| 11 Nov. | 38° 7 | 325 | 37" 2 | 330 |
| | | | Hérissé | |
| 12 — | 38 1 | 310 | 39 2 | 300 |
| 13 — | 38 5 | 300 | 38 5 | 270 |
| 15 — | 38 2 | 330 | 38 1 | 290 |

| Produits solubles à 3 p. 100 | Culture âgée de 4 jours P. 430 gr. 13 cc. | |
|---|---|---|
| | T. | P. |
| 30 Oct. | —35° Hérissé. | |
| 31 — | —35 | 415 |
| | Cris, Vomis., Hérissé | |
| 1 Nov. | 36 | 370 |
| | Agité, Diarrhée. | |
| 2 — | 37 5 | 320 |
| 3 — | 38 | 330 |
| 4 — | 38 5 | 335 |

*Conclusion.* — Le produit de filtration provenant du bouillon, mis en contact avec les bacilles vivants, est plus actif que celui qui provient du bouillon dans lequel on a laissé séjourner des bacilles morts.

Pour les corps bacillaires c'est le contraire qui a lieu, c'est-à-dire que les bacilles tués au préalable et mis ensuite dans du bouillon, sont plus toxiques que les bacilles ayant séjourné vivants dans du bouillon et tués seulement avant d'être injectés à l'animal.

Donc, une fois de plus, se trouve démontré que les corps bacillaires vivants versent dans le liquide la toxine dont ils sont imprégnés ou qu'ils continuent à élaborer;

en augmentant le pouvoir toxique du liquide ils perdraient de leur propre activité.

Le produit toxique contenu dans la culture filtrée provient donc surtout des bacilles vivants dont il serait une sécrétion. Les bacilles morts laissent échapper très peu de leur produit toxique dans le liquide. Les bacilles morts sont peu actifs ; probablement leur toxine étant intracellulaire ne se diffuse pas et, par conséquent, n'agit pas. Il semble que les bacilles avant de mourir s'enkystent à la façon des spores et emprisonnent ainsi leurs produits toxiques.

De plus, dans cette expérience, on remarque nettement que le produit de filtration de la culture est plus toxique que les corps bacillaires ; les corps bacillaires ayant rendu pendant les 4 jours la plus grande quantité de leur toxine au bouillon (produit de filtration rend très malade le cobaye même à raison de 3 p. 100), ont ainsi abandonné une grande partie de leurs réserves, et ceci pourrait être la cause qu'une fois remis dans le bouillon, ils n'ont pas augmenté considérablement le pouvoir toxique de ce dernier au point de le rendre mortel.

### Expérience XII

*On se propose dans cette expérience d'établir :*

*1° La toxicité des produits solubles, âgés de moins de 6 jours.*

*2° Le rapport de toxicité des corps bacillaires avec l'âge de la culture.*

*3° L'influence plus ou moins prolongée de l'air sur l'activité de la toxine.*

4° *S'il y a accroissement de l'activité de la toxine, lorsqu'on réintroduit dans ce milieu les corps bacillaires qui
en ont été séparés au préalable et tués par le thymol.*

5° *Si les corps bacillaires vivants cèdent une substance
toxique à l'eau salée.*

Cinq fioles sont ensemencées le même jour et mises à
l'étuve à 37°.

Trois jours après, une des fioles est retirée et filtrée.
Le produit filtré est injecté à un cobaye à raison de
4 pour 100. On prépare, suivant la technique indiquée,
l'émulsion de corps bacillaires tués par le thymol et on
injecte à un cobaye.

La culture numéro 2 est filtrée comme la précédente à
l'âge de trois jours. Le produit de filtration est séparé en
deux et réparti dans deux fioles stérilisées ; une
est laissée telle quelle, l'autre est recouverte d'une légère
couche d'huile de vaseline stérilisée dans le but de soustraire le liquide à l'action de l'air. Les deux fioles ainsi
préparées sont mises à l'étuve. Cinq jours après, les deux
liquides sont retirés de l'étuve et injectés.

On met en émulsion, dans de l'eau salée stérilisée, les
corps bacillaires restés dans la bougie, et cette émulsion
est placée à l'étuve à 37°. Il s'agit donc des corps bacillaires vivants en suspension dans l'eau salée. Chaque jour
on fait avec cette émulsion un ensemencement sur agar,
suivant la technique indiquée dans une expérience anté-
rieure, dans le but de suivre les variations du nombre des
bacilles vivants. Cinq jours plus tard, cette émulsion est
filtrée, puis les corps bacillaires tués sont injectés à un
cobaye, de même que le produit de filtration est injecté à
un second cobaye.

La culture numéro 3 est filtrée comme la précédente à

l'âge de trois jours ; la toxine filtrée est mise dans une fiole de Gayon, stérilisée. Les corps bacillaires tués par le thymol, puis débarrassés de cet antiseptique, sont réintroduits dans le produit de filtration dont ils avaient été séparés, c'est-à-dire dans leur propre produit soluble. Pour cela, on s'est servi précisément de la culture filtrée pour reprendre les bacilles dans la bougie. Cette fiole contient donc : le produit soluble d'une culture de trois jours, plus des corps bacillaires de même âge *morts*. Cinq jours après, on retire cette culture, on refiltre et on injecte et le produit soluble et les corps bacillaires morts.

La culture numéro 4 est retirée de l'étuve le sixième jour, on fait l'épreuve de toxicité du produit soluble, ainsi que l'épreuve du pouvoir toxique des corps bacillaires après les avoir tués au préalable.

On en fait de même avec la culture numéro 5, mais seulement au huitième jour de l'ensemencement.

Tableau

| Produits solubles à 4 ‰ | Fiole n° 1 — Culture âgée 3 jours | Fiole n° 2 — Filtration après 3 jours d'étuve puis le produit de filtration est replacé 5 jours à l'étuve | | Fiole n° 3 — Filtration apr. 3 j. Tuer les bacilles les remettre dans le produit de filtration. 5 jours étuve et refiltrer | Fiole n° 4 — Culture âgée 6 jours | Fiole n° 5 — Culture âgée 8 jours |
|---|---|---|---|---|---|---|
| | | Non couvert | Couv. de vasel. | | | |
| | P. 320 12cc.8 | P. 300 12 cc. | P. 270 10cc.8 | P. 300 12cc. | P. 300 12cc. | P. 300 12cc |
| | T. P. | T. P. | T. P. | T. P. | T. P. | T. P. |
| 24 juillet.... | 35°4 hérissé, vomiss. dyspnée | | | | | |
| 25 — | **Mort** Vécu 22 h. 30 | | | | | |
| 28 — | Liq. périt. *stérile* | | | | 37°5 300gr. | |
| 29 — | **A** | 38°5 | 36°7 hérissé | 36°2 hérissé | 38 4 320 » | 37°6 |
| 30 — | | 39 3 280gr. | 39 2 255gr. éveillé | 38 4 280 » | 38 9 330 » | 37 5 280gr. |
| 31 — | | 38 7 270 » | 38 8 230 » | 39 235 » | 38 7 345 » | 37 7 250 » |
| 1er août..... | | 38 5 270 » | 38 5 225 » | 38 4 235 » | 38 7 350 » | 36 5 hérissé 230 » cris. malade |

| Corps Bacillaires | P. 250 gr. | Corps bacillaires placés vivants dans eau salée pendant 5 jours | | P. 340 gr. | P. 300 | P. 250 |
|---|---|---|---|---|---|---|
| | | Corps bac. tués P. 340 gr. | Eau salée filtrée P. 220 gr. | | | |
| 25 juillet.... | 30 0 245gr. vomissom., hérissé | **C** | | | | **D** |
| 26 — | 38 9 230 » diarrh. sanguinol. mange | | | | | |
| 27 — | 39 3 210 » selle sanguinol., cris | 3 colonies de streptoc. | | | | |
| 28 — | 38 8 200 » diarrh. sanguinol. | | | | | |
| 29 — | 38 4 185 » hérissé | | 39°2 tr. éveillé | 35°3 bien malad. | 38°2 325gr. | |
| 30 — | **Mort** Vécu > 6 jours | | 38 9 205gr. vomissements | 36 7 330gr. beaucoup mieux | 38 4 335 » | 35°4 très malade cris, tremblement |
| 31 — | Liq. périt. *stérile* | | 38 5 215 » **Mort** Vécu > 30 h. | 39 6 290 » | 38 330 » | **Mort** Vécu > de 24 h. |

AUTOPSIE. — *Cobaye A :* Liquide péritonéal abondant et clair ; fausses membranes mince sur l'estomac. Foie très congestionné. Liquide pleurétique abondant et clair.

*Cobaye B :* Liquide péritonéal très peu abondant et rosé. Intestins distendus par gaz. Foie en dégénérescence graisseuse. Rate volumineuse. Poumons congestionnés.

*Cobaye C :* Liquide péritonéal colloïde et trouble. Intestin grêle rétracté et annelé. Poumon très congestionné (pourpre). Epanchement pleurétique clair.

*Cobaye D :* Liquide péritonéal verdâtre et assez abondant ; quelques fausses membranes sur le foie. Liquide pleurétique clair. Rate congestionnée. Poumons rétractés.

*Conclusion.* — 1° A l'âge de trois jours, le produit soluble est beaucoup plus actif que les corps bacillaires morts. Tous les deux ont tué le cobaye, mais la toxine en moins de 24 heures et les corps bacillaires en plus de six jours.

2° A l'âge de six jours, le produit soluble est encore plus actif que les corps bacillaires tués, mais aucun animal n'est mort.

3° Après huit jours de culture, l'émulsion des corps bacillaires morts tue le cobaye, mais avec une infection accidentelle (streptococcie), tandis que la culture filtrée l'affaiblit très fortement, car quatre jours après l'injection de celle-ci, on remarquait chez l'animal de l'hypothermie (36°5) qui faisait prévoir une fin prochaine. Après quoi l'animal s'est remis.

4° L'âge de trois jours paraît être ici l'âge du maximum de toxicité des produits solubles ; puis leur pouvoir toxique diminue à mesure qu'ils vieillissent, vers le huitième jour leur activité se relève un peu.

5° Le produit soluble soustrait à l'action de l'air par une couche de vaseline stérilisée, demeure plus actif que celui qui reste en contact avec l'air.

6° La culture filtrée mise pendant cinq jours en présence des corps bacillaires morts, est plus toxique que la culture abandonnée à elle-même. Donc, les corps bacillaires morts élimineraient une partie de leur matière toxique qui, s'ajoutant au liquide, augmenterait sa toxicité.

7° Le produit de filtration provenant d'une culture de huit jours est nettement plus actif que le produit séparé après trois jours de ses bacilles, et abandonné à lui-même, soit en présence de l'air, soit en son absence, ou en présence des corps bacillaires morts. Les corps bacillaires vivants sécrètent donc plus de matière toxique que les corps bacillaires morts n'en éliminent.

8· Les corps bacillaires tués et abandonnés dans leur produit soluble cèdent une petite quantité de leur principe toxique au liquide, mais demeurent plus actifs que lui. Ceci confirme l'explication donnée dans l'expérience précédente.

9· Quant aux corps bacillaires vivants abandonnés dans l'eau salée, bien que diminuant très vite de nombre (950-350-49-29), ils ne cèdent que très peu de leur matière toxique au liquide.

## Expérience XIII

*De l'influence de la lumière diffuse sur la toxicité du produit soluble.*

On ensemence une fiole de Gayon qu'on met à l'étuve à 37°. Après trois jours on filtre. Le produit de filtration est divisé en deux parties et mis dans deux fioles stérilisées. L'une de ces fioles est totalement enveloppée de papier noir, toutes deux sont placées sur le rebord extérieur d'une fenêtre du laboratoire ne recevant pas les rayons directs du soleil.

Trois jours après, ces deux produits sont injectés à deux cobayes à raison de 6 pour 100.

Le lendemain les deux cobayes meurent. Leurs autopsies démontrent qu'ils sont morts tous les deux de l'effet de la toxine.

L'ensemencement sur agar de leur liquide péritonéal a été stérile dans les deux cas.

*Conclusion.* — Trois jours d'exposition du produit soluble à la lumière diffuse ne lui enlèvent pas son pouvoir toxique.

## Expérience XIV

*La substance toxique de la culture filtrée est-elle volatile ?*

On met 60 cc. de bouillon ordinaire dans deux fioles de Gayon; après ensemencement de l'une d'entre elles on les place à l'étuve.

Quatre jours après les deux fioles sont retirées, et après avoir déterminé les poids de deux cobayes, on fait évaporer une quantité de bouillon ensemencé, filtré au préalable, et une quantité du bouillon non ensemencé correspondant à 6 pour 100 des poids des animaux. L'évaporation réduit les deux liquides à environ 1/5 de leur volume initial, et ces liquides concentrés sont injectés aux cobayes.

| INJECTION à 6 0/0 | CULTURE FILTRÉE RÉDUITE DE 21 CC. A 4 CC. P. = 350 gr.   4 cc. | BOUILLON ORDINAIRE RÉDUIT DE 20 CC. A 4 CC. P. = 340 gr.   4 cc. |
|---|---|---|
| 29 Oct. | — 35 degrés. Hérissé. Yeux fermés. Tremblements. Vomissements. | 36°2   Hérissé. |
| 30 — | **Mort.** Vécu 22 heures. Liq. périt. *stérile*. | 38·5        310 gr. Va très bien. |
| 31 — | | 38·5        320 gr. |

AUTOPSIE. — Liquide péritonéal très abondant et clair. Intestin grêle très hyperhémié et rétracté. Foie et poumons congestionnés.

*Conclusion.* — La culture filtrée renferme réellement une substance toxique, laquelle n'est pas volatile.

## Expérience XV

*Le produit soluble est-il précipitable par l'alcool ?*

On ensemence une fiole de Gayon qu'on place à l'étuve à 37°. Après 17 jours on filtre.

Une partie du liquide filtré est injecté à un cobaye pour servir de terme de comparaison.

Du reste on prend 20 cc. du produit de filtration (volume proportionnel au poids de l'animal, à 6 pour 100). Ces 20 cc. sont mis dans un vase en porcelaine flambé et refroidi. On verse sur ce produit dix fois son volume d'alcool à 95° (200 cc.), en ayant soin d'agiter le mélange pour activer la précipitation. On maintient en contact le précipité et l'alcool pendant un quart d'heure.

On filtre ce mélange sur un papier filtre placé sur un entonnoir stérilisés au préalable. Le produit de filtration est recueilli dans une cuvette stérilisée et placé à l'étuve à 37° pour être évaporé ; une plaque en verre est placée à un centimètre de hauteur des bords du vase, pour prévenir contre la chute possible des germes. Le papier filtre sur lequel se trouve le précipité est placé à l'étuve sous une cloche pour y être desséché.

Après 24 heures environ, l'alcool étant complètement évaporé, il reste au fond de la cuvette un magma jaunâtre que l'on dissout dans 10 cc. d'eau salée stérilisée que l'on injecte à un cobaye. On retire ensuite le papier filtre que l'on plonge à plusieurs reprises dans l'eau salée stérilisée jusqu'à ce que toute trace de précipité ait complètement disparu. Cette solution du précipité est maintenant injectée à un autre cobaye.

| PRODUIT de filtration à 6 0/0 | PRODUIT précipité par alcool | | PRODUIT dissous par alcool et évaporé | |
|---|---|---|---|---|
| | P. = 320 grammes | | P. = 320 grammes | |
| | Temp. | Poids | Temp. | Poids |
| 18 Oct. | 36°  cris. | | 36°9 | |
| | | | | Hérissé |
| 19 — | 37°8 | 305 gr. | 38°5 | 270 gr. |
| | diarrhée, agité | | | |
| 20 — | 36°8 | 245 gr. | 37°8 | 280 gr. |
| | diarrhée, cris. | | | |
| 21 — | **Mort.** | | 38°3 | 300 gr. |
| | Vécu > 3 jours | | | |
| | Sérosité périt. *stérile.* | | | |

Le cobaye ayant servi de terme de comparaison est mort en trois jours, avec péritoine stérile.

Autopsie. — Intestin grêle très congestionné. Gros intestin rempli de matières liquides avec beaucoup de gaz. Foie et rate congestionnés. Vésicule biliaire remplie de bile. Vessie distendue. Très peu de liquide péritonéal.

*Conclusion.* — Le principe toxique des cultures filtrées est précipitable par l'alcool.

## Expérience XVI

*Détermination du temps nécessaire pour tuer les corps bacillaires à des températures variées : 1° dans des tubes effilés ; 2° dans des tubes ordinaires.*

1° Un petit ballon contenant 25 cc. de bouillon ordinaire ensemencé est placé à l'étuve.

Après 3 jours on filtre et on fait passer de l'eau stérilisée à travers la bougie pour bien laver les bacilles. On les émulsionne avec de l'eau stérilisée. Cette émulsion est recueillie par aspiration dans des tubes effilés et stérilisés au préalable et fermés ensuite à la lampe, qu'on met dans un bain-marie maintenu à une température fixe.

A divers intervalles on retire une des émulsions et on fait un ensemencement sur agar. La stérilité de l'ensemencement indiquera le temps nécessaire pour obtenir la mort des bacilles.

Pour la température de 45° l'expérience n'a été poussée que jusqu'à la 7ᵉ heure ; l'ensemencement sur agar donnait encore une culture abondante.

Pour 48°, après 2 heures de séjour au bain-marie, l'ensemencement donne 1 colonie ; après 3 heures, encore une colonie ; après 4 h. 30, l'ensemencement reste stérile.

Pour 52° après 1 heure, ensemencement = 1 colonie.

Pour 55° après 1/4 d'heure, ensemencement stérile.

On vérifie la nature de ces colonies sur du bouillon lactosé et sur du milieu Grimbert.

Donc pour tuer les corps bacillaires émulsionnés dans de l'eau stérilisée et contenus dans des tubes effilés il faut : plus de 7 heures pour une température de 45° ; 4 h. 30 pour 48° ; plus d'une heure pour 52° et moins d'un quart d'heure pour 55°.

On refait la même expérience avec une culture complète, les corps bacillaires étant en présence de leurs propres produits solubles.

Pour 55° un quart d'heure a suffi également pour tuer les bacilles. Pour 52° les bacilles sont tués au bout d'une heure. Les corps bacillaires supportent moins la chaleur quand ils sont en présence de leurs produits solubles.

2° Une culture de trois jours, faite dans un petit ballon, est mise dans un tube à essai ordinaire stérilisé et placée au bain-marie. A plusieurs reprises on prend une anse de cette culture qu'on ensemence sur agar.

Résultats obtenus pour les températures de :

55°, une demi-heure suffit pour tuer les bacilles.

52°, 3 h. 1/4 suffisent.

A 48°, après 24 h. 1/2, on a encore obtenu 6 colonies. (Après 16 heures les colonies étaient innombrables ; après 18 heures, innombrables encore ; après 20 h. 3/4 une quarantaine de colonies ; après 23 heures une quinzaine).

*Remarque.* — Les écarts entre les résultats obtenus avec des tubes filiformes et un tube ordinaire étant considérables, on cherche quel est le temps nécessaire pour que la culture contenue dans un tube ordinaire passe à la température ambiante. 7 minutes sont nécessaires pour l'élévation à cette température. Avec un tube filiforme il faut, à 52°, 1 heure pour tuer les bacilles ; avec un tube

4

ordinaire il faudrait 1 h. 7, mais on constate qu'ils ne sont tués qu'au bout de 3 h. 1/4. Cet écart énorme grandit encore à mesure qu'on opère à des températures plus basses. Ceci nous amène à penser que l'épaisseur de la culture joue peut-être un rôle. En effet, dans un tube fili-forme les corps bacillaires se colleraient aux parois et seraient plus vite tués, tandis que dans un tube ordinaire ils résisteraient mieux à l'action de la chaleur par ce fait qu'ils seraient mieux disséminés dans le bouillon.

### Expérience XVII

*La toxicité varie-t-elle lorsqu'on chauffe le produit*
*soluble pendant un certain temps à 58° ou 52°?*

Dans un ballon de 250 cc. on ensemence 60 cc. de bouil-lon ordinaire alcalinisé avec une solution de bicarbonate de soude à 60 pour 1000 jusqu'à production de teintes rosées à la phtaléine du phénol.

Quatre jours après on filtre. Le produit de filtration est divisé en trois parties. Une première partie est injec-tée à un cobaye ; les deux autres parties sont mises dans deux tubes stérilisés et placés au bain-marie à 58°.

Une heure après on retire un des tubes et le produit soluble refroidi est injecté à un cobaye. Après 2 heures 45 l'autre tube est retiré, son contenu refroidi est injecté à un troisième cobaye.

**Tableau**

| Produits solubles à 4 p. 100 | A Non chauffé | A 58° | |
|---|---|---|---|
| | P. 320 gr. 12 cc. 8 | B Chauffé 1 h. P. 320 gr. 12 cc.8 | C Chauffé 2 h. 45 P. 400 16 cc. |

| | | | Temp. | Poids |
|---|---|---|---|---|
| 3 mars | **Mort** Vécu < 20 h. Liq. périt. *stérile* | **Mort** Vécu < 20 h. Liq. périt. *stérile* | 38°6 | 380 gr. |
| 4 » | | | 38°8 | 360 » |
| 8 » | | | 38°5 | 400 » |

AUTOPSIE. — *Cobaye A :* Tube digestif, foie, rate et poumons congestionnés. Utérus également hyperhémié. Liquide péritonéal abondant et clair.

*Cobaye B :* Intestin grêle très rétracté. Estomac, foie, rate congestionnés. Poumons rétractés. Liquide péritonéal abondant et clair.

*Conclusion.* — Le produit soluble maintenu pendant une heure à 58° ne perd pas de sa toxicité; maintenu pendant 2 heures 45 à cette température, il la perd complètement.

L'expérience est refaite à la température de 52°.

Un ballon de 250 cc. renfermant 60 cc. de bouillon ordinaire alcalinisé et ensemencé, est placé à l'étuve à 37°.

Trois jours après, la culture est filtrée. Le produit de filtration est divisé en deux parties et mis dans deux tubes stérilisés qu'on soumet au bain-marie à 52°.

Soixante dix minutes après, on retire un des tubes et le produit de filtration est injecté à un cobaye. Trois heures plus tard, l'autre tube est retiré et son contenu est injecté à un deuxième cobaye.

| PRODUITS solubles à 4 0/0 | CHAUFFÉ A 52° | | | |
| --- | --- | --- | --- | --- |
| | 1 heure 10 minutes | | 4 heures | |
| | P. = 475    19 cc. | | P. = 460    18 cc. 4 | |
| | T. | P. | T. | P. |
| 27 Mars | 37°3 | malade | 38° 2 | 460 gr. |
| | région anale gonflée | | | |
| 28 — | 38°5 | 350 gr. | 38 | 430 — |
| 30 — | 38 3 | 400 — | 38 4 | 430 — |
| 31 — | 38 5    agité | 390 — | 38 2 | 440 — |
| 2 Avril | 38 5 | 430 — | 38 5 | 450 — |
| 5 — | 38 5 | 460 — | 38 7 | 460 — |

*Conclusion.* — La température de 52° exerçant son action sur les produits de filtration pendant 70 minutes respecte au moins en partie sa toxicité, mais, s'exerçant pendant quatre heures, la lui enlève complètement.

## Expérience XVIII

*Valeur de la toxicité du produit soluble suivant qu'il est chauffé à 55° soit en présence de l'air, soit en son absence, ou non chauffé.*

*Valeur de la toxicité des corps bacillaires tués à 55° en présence de l'air ou dans le vide.*

*Rapports de toxicité entre les produits solubles et les*

*corps bacillaires d'une part ; la culture complète chauffée*
*à la même température de l'autre.*

60 cc. de bouillon ordinaire sont ensemencés dans un
ballon de 250 cc. et placés à l'étuve. Après 3 jours, on
prélève 7 cc. de cette culture qu'on met dans un tube stérilisé et qu'on place au bain-marie à 55°. Après 40 minutes
les bacilles étant complètement tués, la culture est injec-
tée à un cobaye.

Les 53 cc. de culture sont filtrés, le produit de filtration
est réparti dans 3 tubes stérilisés. On fait le vide dans l'un
des tubes, puis on le place avec un deuxième tube dans
un bain-marie à 55°. Après 40 minutes ces 2 tubes sont
retirés et leur contenu est injecté à 2 cobayes. Le contenu
du troisième tube non chauffé est injecté à un autre.

Les corps bacillaires émulsionnés sont placés dans
2 tubes stérilisés. Après avoir fait le vide dans l'un d'entre
eux, ils sont placés au bain-marie à 55°. Après 40 minutes
ils sont retirés et injectés à 2 cobayes.

L'injection de culture complète a été faite à raison de
2 pour 100, toutes les autres à raison de 4 pour 100.

Tableau

| Injection à 4 p. 100 sauf culture complète à 2 p. 100 | Non chauffé | CHAUFFÉ A 55° PENDANT 40 MINUTES | | | | Cult. compl. |
|---|---|---|---|---|---|---|
| | Produit soluble | Produit soluble | Produit soluble | Emuls. de Corps bacill. | | |
| | P. 400   16 cc. | P. 350 gr.  14 cc. | A vide P. 320   13 cc. | P. 350 gr. | A vide P. 320 gr. | P. 350   7 cc. |
| | | | | A | B | C |
| 11 avril | 36°7 Peu malade | 37°5 | 37°2 | Assez bien | Très malade | **Mort** Vécu 8 h. Liq. périt. *stérile* |
| 12 » | Hérissé. Yeux moitié fermés | Bien portant | Hérissé Mâchonnements | **Mort** Vécu > 24 h. Liq. périt. *fertile* Staphyl., strept. | Très hérissé | |
| 13 » | 38°8   325 gr. | 38°2   325 gr. | 38·2   290 gr. | | **Mort** Vécu > 36 h. Liq. périt. *fertile* Staphyl., strept. | |
| 16 » | 38°7   375  » | 38°5   350  » | 38°7   320  » | | | |

AUTOPSIE. — *Cobaye A :* Ventre très ballonné ; gros intestin distendu par des gaz. Intestin grêle et foie couverts de pus. Poumons congestionnés. Liquide péritonéal abondant et louche.

*Cobaye B :* Intestins et foie couverts de pus. Poumons rétractés et rouges. Liquide péritonéal abondant et très légèrement louche· Liquide pleurétique abondant et clair.

*Cobaye C :* Liquide péritonéal abondant et clair ; foie, rate, intestins, poumons, tous très congestionnés. Un peu de concrétion pseudo-membraneuse sur le foie.

*Conclusion.* — Le chauffage à 55° pendant 40 minutes a donc légèrement diminué l'activité, peut-être un peu plus en présence de l'air qu'en son absence.

Nous sommes mal renseigné en ce qui concerne la toxicité des corps bacillaires, étant donnée l'infection accidentelle du péritoine des deux sujets qui les ont reçus ; toutefois, on peut dire qu'ils n'ont pas été très toxiques.

La culture complète chauffée a été très nettement plus toxique à dose moitié moindre que les produits solubles et les corps bacillaires isolés. La toxicité a donc été supérieure à la somme des deux parties.

### Expérience XIX

*L'activité de la culture complète dépend-elle de la toxine ou des corps bacillaires ?*
*La toxine et les corps bacillaires chauffés isolément sont-ils plus ou moins actifs que chauffés ensemble ?*

Dans une fiole de Gayon, on ensemence 60 cc. de bouillon ordinaire qu'on met à l'étuve. Un mois après, on prélève une quantité de cette culture correspondant à une ınjection à 2 pour 100 qu'on verse dans un tube (A) stérilisé. Une quantité de culture complète correspondant à une injection à 4 pour 100 est mise dans un autre tube (B). Le reste de la culture est filtré, et la culture filtrée et l'émulsion des corps bacillaires sont versés dans deux autres tubes (quantité correspondant à une injection à 4 pour 100).

Ces quatre tubes sont placés dans un bain-marie à 58° et chauffés pendant 45 minutes. Le tube (B), contenant la culture complète à 4 pour 100, est ensuite filtré, et les corps bacillaires et la culture filtrée sont injectés à deux cobayes. On injecte ensuite les corps bacillaires et la culture filtrée qui ont été chauffés séparément et la culture complète (A) à 2 pour 100 à trois cobayes.

| Chauffé à 58° pendant 3/4 h. | Inject. 2 p. 100 Culture complète P. 310 6 cc.2 | INJECTION A 4 POUR 100 | | | | | | | |
|---|---|---|---|---|---|---|---|---|---|
| | | Toxine | | | | Corps bacillaires | | | |
| | | Chauffée isol. P. 370 14 cc.8 | | avec C. B. P. 370 14 cc.8 | | Chauffée isol. P. 360 14 cc.4 | | avec Toxine P. 360 14 cc.4 | |
| | | T. | P. | T. | P. | T. | P. | T. | P. |
| 27 nov. | — 35° | — 35° | | 37° 2 | | 38' 3 | | --35° Hérissé | |
| 28 — | — 35 295gr. Hérissé | 36 4 | 360gr. | 38 3 | 335gr. | 39 3 | 355gr. | 37 3 | 340gr. |
| 29 — | Hérissé 245 » hémorr. intest. | 38 5 | 330 » | 37 6 | 365 » | 37 8 | 330 » | 38 | 325 » |
| 30 — | 37 5 225 » | 38 4 | 320 » | 38 | 335 » | 38 9 | 320 » | 38 5 | 300 » |
| 1er déc. | Mort Vécu 4 jours liq. périt. *stérile* | | 330 » | | 350 » | | 330 » | | 290 » |

AUTOPSIE. — Corps très amaigri ; peu de liquide péritonéal, clair. Organes internes congestionnés ; quelques concrétions pseudo-membraneuses sur le foie. Rate tuméfiée.

*Conclusion.* — 1° La toxine chauffée isolément est plus active que les corps bacillaires chauffés dans les mêmes conditions.

2° Les corps bacillaires chauffés en présence de la toxine sont plus actifs que celle-ci, une partie de la toxine s'est donc fixée sur les corps bacillaires.

3° La toxicité d'une culture complète est plus grande que la somme des toxicités des corps bacillaires et du produit soluble.

La toxicité de la culture complète provient surtout des corps bacillaires. En effet, les corps bacillaires chauffés isolément sont moins actifs que chauffés en présence de la toxine ; donc la toxine a cédé une partie de son pouvoir toxique aux corps bacillaires, il s'est produit en quelque sorte une coagulation de la toxine sur les corps bacillaires, coagulation qui a augmenté leur toxicité. Ce qui vient encore à l'appui de ce que nous avançons, c'est que la toxine chauffée isolément est plus active que la toxine chauffée en présence des corps bacillaires.

## Expérience XX

*Le produit soluble peut-il immuniser le cobaye contre l'action d'une culture vivante ?*

45 cc. de produit de filtration, d'une culture de quatre jours, sont réduits par évaporation dans le vide à 13 cc.

On injecte à trois reprises différentes (à un jour puis à deux jours d'intervalle) 2 cc. de ce produit condensé à deux cobayes dans le péritoine (les 2 cc. équivalent à une injection à 2 pour 100 environ).

Un des cobayes employés est le cobaye qui a reçu dans une expérience précédente (Exp. XI) une injection de produit soluble à 3 pour 100 et qui, après avoir été bien malade, a complètement guéri.

Une semaine après la première injection de 2 cc., soit cinq jours après le dernier, alors que les cobayes sont entièrement remis, on leur injecte 1 cc. de culture vivante en bouillon de 48 heures. On injecte cette même quantité à un cobaye neuf. Ce dernier meurt en moins de 10 heures alors que les deux autres restent bien portants.

| INJECT. à 2 0/0 | Cobayes à immuniser (1) Culture filtrée réduite de 45 cc. à 13 cc. | | | | Cobaye neuf Témoin. |
|---|---|---|---|---|---|
| | P = 380 | 2 cc. | P = 380 | 2 cc. | P = 320 gr. |
| 5 Nov. | 38°5 | 370 gr. | 37° | 345 gr. | |
| 6 — | 38 4 | 360 — | 37 8 | 320 — | |
| | INJECTION de 2 cc. | | | | |
| 7 — | 38° | 350 gr. | 38° | 300 gr. | |
| 8 — | 38 2 | 370 — | 38 | 310 — | |
| | INJECTION de 2 cc. | | | | |
| 9 — | 38° | 370 gr. | 38°5 | 310 gr. | |
| 13 — | 38 3 | 390 — | 38 | 320 — | |
| | INJECTION DE 1 cc. DE CULTURE VIRULENTE âgée de 48 heures | | | | |
| 14 — | 37°5 | 370 gr. | 38° | 310 gr. | **Mort** Vécu < 12 heures liq. périt. = Eberth |
| 15 — | 37 3 | 380 — | 37 9 | 300 — | |
| 16 — | 38 5 | 400 — | 38 2 | 320 – | |

(1) Cobaye ayant reçu dans une expérience précédente une culture filtrée à 3 p. 100.

AUTOPSIE. — Liquide péritonéal louche. Intestin grêle, estomac hyperhémiés. Foie très congestionné. Concrétions pseudo-membraneuses sur le foie, la rate et les reins. Poumons congestionnés.

*Conclusion.* — Des injections à petites doses réitérées, du produit de filtration, rendent l'animal réfractaire contre l'action d'une culture vivante.

Nous n'insisterons pas sur les résultats obtenus dans cette expérience, qui paraissent cependant importants, car l'expérience reprise avec du bouillon ordinaire et dans les mêmes conditions, a donné à peu près les mêmes résultats.

# CONCLUSION

## INTERPRÉTATION DES EXPÉRIENCES

Si dans du bouillon ordinaire reconnu non toxique on ensemence des bacilles et qu'on attende leur complet déve-loppement, on constate après filtration de la culture que le produit filtré est devenu toxique. Donc les corps bacil-laires ont cédé de la toxine au milieu dans lequel ils se sont développés (exp. I et XIV).

La toxicité de la culture filtrée étant démontrée, exa-minons quelles sont les conditions les plus favorables pour qu'elle atteigne son maximum de toxicité;nous nous occuperons ensuite des corps bacillaires.

L'alcalinité du bouillon ordinaire est favorable au développement de la toxicité (des expériences fai-tes dans le laboratoire par MM. Rodet et Lagriffoul l'ont suffisamment démontré) ; de plus cette alcalinité croît à mesure que la culture se développe. L'aération de la culture est très favorable à la production de la toxine (exp. II,III). Cependant la toxine isolée se conserve mal en présence de l'air (exp. XII); il semblerait y avoir là une contradiction si on ne tenait compte du rôle que joue le nombre des bacilles ; en effet les bacilles étant les pro-

ducteurs de toxine et se développant davantage par le fait
de l'aération, ils produiraient ainsi une quantité de toxine
qui compenserait largement la perte subie par celle-ci
sous l'action de l'air. Ce qui montre bien que c'est surtout le nombre des bacilles qui doit entrer en ligne de
compte, c'est que si on soustrait une culture ayant atteint
son complet développement à l'action de l'air, l'activité de
la toxine non seulement se maintient mais encore augmente ; en effet la toxine soustraite à l'action de l'air ne
s'altère pas, les corps bacillaires bien que diminuant de
nombre sécrètent encore une petite quantité de toxine,
l'activité de ce produit s'ajoutant à l'activité de la toxine
non altérée, il y a augmentation de toxicité (exp. IV).

Un bouillon de mince épaisseur et de large surface
paraît être le milieu le plus favorable pour obtenir le
maximum de toxicité ; c'est pourquoi nous avons adopté
comme récipient de culture la fiole de Gayon (exp.
III-VII).

Le contact avec l'air d'une culture à large surface favorise la pullulation des bacilles (exp. V), et accroît leur
toxicité (exp. VII). Cependant on constate que dans une
culture soumise à l'aération continue, la toxicité des bacilles baisse, bien que leur nombre soit encore considérable (exp. VIII). Ceci est expliqué par ce fait que l'aéra-
ration continue épuise les bacilles en favorisant leur
excrétion ; ce qui vient à l'appui de cette hypothèse, c'est
qu'on constate un accroissement de toxicité dans la culture filtrée.

Les corps bacillaires une fois tués conservent leur propre toxine et n'en abandonnent qu'une faible quantité au
milieu dans lequel il se trouvent (exp. XI). Aussi leur

activité est-elle plus grande que celle de ce milieu (exp. XII).

La toxine contenue dans la culture filtrée est donc due à une excrétion de bacilles vivants et non à une désagrégation de bacilles morts ; car la désagrégation ne pouvant se faire toute seule, les bacilles résisteraient comme s'ils étaient protégés par une enveloppe. Il faudrait donc rompre cette enveloppe pour que la toxine contenue dans leur intérieur puisse se répandre dans le milieu extérieur. C'est d'ailleurs ce qu'ont fait certains auteurs, qui considèrent la toxine comme intracellulaire, en essayant de l'obtenir par des procédés mécaniques.

La toxine provenant d'une culture de 1 jour n'est pas active (exp. X), elle atteint son maximum de toxicité dès le troisième jour (exp. X, XII, etc.). Ce maximum se maintient jusqu'au dixième jour bien que faiblissant vers le sixième (exp. XII) ; elle est encore active au dix-septième jour (exp. XV), elle l'est très peu après un mois (exp. XIX).

Les corps bacillaires, eux, atteignent leur maximum de toxicité au troisième jour (exp. X), leur activité décroît ensuite graduellement.

Après un jour, les bacilles n'ont pu encore élaborer de la toxine en quantité suffisante pour se rendre toxiques, ni l'excréter dans le bouillon pour le rendre actif. Mais au troisième jour ces bacilles ayant suffisamment élaboré, ils sont toxiques ; comme ils ont largement excrété, le bouillon est très actif. Après le troisième jour les bacilles diminuent de nombre et d'activité, le milieu nutritif s'épuisant les bacilles meurent, d'un autre côté l'activité de la toxine se maintient jusqu'au dix-septième jour (exp. XV), cela tient à ce que les bacilles en mourant ex-

crètent toute leur toxine. On pourra nous faire remarquer
que nous avons dit plus haut que les bacilles morts
étaient actifs, nous répondrons que ceux-là étaient tués
en pleine activité tandis que ceux-ci meurent d'épuise-
ment. Après un mois les bacilles vivants trop peu nom-
breux et trop peu actifs ne peuvent éliminer une quantité
de toxine suffisante pour compenser la diminution que
fait subir au produit soluble l'influence de l'air, voilà
pourquoi les corps bacillaires et la toxine sont dénués
d'activité (exp. XIX).

Nous ne nions donc nullement la toxicité des corps
bacillaires, puisque d'ailleurs dans nos expériences nous
avons eu plusieurs cas de cobayes morts avec péritoine
stérile à la suite d'injection de corps bacillaires tués au
préalable (exp. X, XII). Bien que nous n'ayons pas
essayé d'extraire mécaniquement, comme l'ont fait certains
auteurs, la toxine des corps bacillaires, nous pouvons
affirmer que la toxine, c'est-à dire la culture filtrée provenant d'une culture arrivée à son plein développement,
est beaucoup plus toxique que les corps bacillaires ayant
atteint, eux aussi, leur complet développement. Pour le
prouver, comparons nos résultats à ceux obtenus par
celui qui prétend avoir atteint le meilleur rendement de
toxine en l'extrayant mécaniquement des corps bacillaires.

Balthazard, qui prétend avoir obtenu la meilleure toxine
typhique, donne 2 cc. comme étant le plus petit volume
nécessaire pour tuer un cobaye de poids moyen ; ces 2 cc.
proviennent d'une émulsion de 140 cc. contenant 80 grammes de bacilles humides équivalant à 20 gr. de bacilles
secs. Or, ces 2 cc., tuant un cobaye de 500 grammes,
équivalent à 1/70 des 140 cc. d'émulsion, c'est-à-dire

qu'il faut 20/70, soit 0 gr. 286 de bacilles secs, pour obtenir une quantité de toxine capable d'amener la mort du cobaye.

Or nous, dans nos expériences, nous avons obtenu des cas de morts avec des injections à 4 pour 100 de culture filtrée, mais plus sùrement encore avec des injections à 6 pour 100 ; avec 24 cc. on tue un cobaye de 400 gram., 50 cc. de culture filtrée contenus dans une fiole de Gayon tueraient donc deux cobayes. Voyons à quel poids de bacilles secs équivalent ces 50 cc.?

Pour cela, une bougie filtre en porcelaine, après stérilisation, est placée pendant 24 heures à l'étuve pour y être bien desséchée ; elle est ensuite pesée exactement sur une balance de précision. On filtre alors 50 cc. de culture arrivée à son complet développement jusqu'à siccité complète (on s'assure que le liquide filtré tue le cobaye à 6 pour 100) ; la bougie est ensuite placée à l'étuve pendant 24 heures pour obtenir sa dessication, ainsi que celle des corps bacillaires ; on pèse ensuite sur la même balance la bougie renfermant des corps bacillaires secs ; la différence entre le poids obtenu et le poids primitif représente donc le poids des bacilles secs nécessaire pour obtenir la quantité de toxine capable de tuer deux cobayes par injection à 6 pour 100.

Poids de la bougie desséchée. . . 18 gr. 16.
Poids de la bougie et des
corps bacillaires desséchés . . . 18 gr. 365.
Poids des bacilles desséchés :
18 gr. 365 m. — 18 gr. 16 c. = 0 gr. 205.

Donc, 0 gr. 205 de bacilles secs ont sécrété une quantité de toxine pouvant tuer deux cobayes de 400 gr. chacun.

Or, il faut à Balthazard 0 gr. 286 pour tuer un seul cobaye de 500 gr.

Nous trouvons dans nos cultures filtrées au moins deux fois plus de toxine que Balthazard n'en extrait d'une quantité correspondante des corps bacillaires.

Ce qui est étonnant, c'est que certains auteurs établissent des comparaisons entre les bacilles et la toxine sans les prendre dans les mêmes conditions.

Ainsi l'un d'eux fait le raisonnement suivant. Il dit : Quelques milligrammes de bacilles tuent un cobaye, plusieurs centimètres cubes de culture filtrée ne le tuent pas; donc la culture filtrée n'est pas active.

Nous lui ferons remarquer que si 5 milligrammes de bacilles, par exemples, ont absolument nécessaires pour tuer un cobaye, s'il n'en prend que 4 milligrammes et s'il les dilue dans 10 cc. d'eau, le cobaye ne mourra pas, bien qu'ayant reçu une masse de 10 cc.; faut-il conclure que les bacilles ne sont pas toxiques ? Certes non, car il faut observer que ce n'est pas la quantité qui importe, mais bien la nature des produits injectés.

Pour ne pas commettre l'erreur inverse, nous avons cru devoir rechercher à quel poids de bacilles correspondait le volume de notre toxine.

Demandons-nous maintenant si la toxine des corps bacillaires est la même que celle de la culture filtrée. Si elle était la même, en prenant une quantité égale des toxines, des bacilles et du produit filtré, on devrait obtenir un résultat double ; or, nous remarquons que l'effet obtenu par une culture complète est supérieur au double (expériences XVIII-XIX).

En effet, les cobayes ayant reçu soit des corps bacil·

laires, soit de la toxine, meurent plus lentement que ceux ayant reçu de la culture complète, bien que ceux-ci en aient reçu un volume moitié moindre.

Ainsi, 2 cc. de culture complète sont plus actifs que 4 cc. de toxine et que l'émulsion des corps bacillaires provenant de 4 cc. de culture complète. Ce résultat, un peu surprenant au premier abord, peut s'expliquer en supposant, ou que le principe qui donne la toxicité aux corps bacillaires est différent de celui des cultures filtrées, ou, plus vraisemblablement, que les corps bacillaires agissent par des produits multiples.

Toujours est-il que les symptômes présentés par les cobayes ayant reçu de la culture filtrée, des corps bacillaires ou de la culture complète sont à peu près les mêmes. Au début, on remarque souvent des secousses, des tremblements, des mâchonnements, parfois des vomissements, une diarrhée qui peut être hémorragique, une dyspnée intense ; les yeux sont presque fermés, de plus, les cobayes sont hérissés.

Lorsqu'ils doivent mourir à bref délai, la température baisse et reste stationnaire au dessous de 35° ; lorsque la mort est tardive, la température baisse au-dessous de 35° pour remonter, au deuxième ou troisième jour, au-dessus de 39°, qui se maintient jusqu'à l'approche de la mort ; lorsque l'animal doit guérir, la température redescend et se maintient entre 38° et 38°5 (température normale des cobayes).

Lorsque la mort doit survenir dans quelques heures, le poids ne diminue pas ; il peut diminuer de 1/3, dans l'espace de 2 jours, lorsque la mort est lente.

**En Résumé :**

1° *La toxine typhique se trouve surtout dans la culture filtrée, les corps bacillaires en contiennent beaucoup moins.*

2° *La toxine est due à une excrétion des bacilles vivants et non à une désagrégation des bacilles morts.*

3° *Un bouillon spécial n'est pas nécessaire pour obtenir cette toxine typhique active ; le simple bouillon ordinaire peptoné à 2/100 et alcalinisé, suffit.*

4° *Un bouillon de peu d'épaisseur et présentant une large surface de contact avec l'air, est favorable à la production de la toxine.*

5° *Le maximum de toxicité de la culture filtrée est atteint le troisième jour, elle se maintient sensiblement jusque vers le dix-septième jour, elle diminue ensuite.*

6° *La toxine s'altère très facilement en présence de l'air, mais résiste suffisamment à l'action de la lumière diffuse et de la chaleur.*

7° *La toxine n'est pas volatile. Elle est précipitable par l'alcool.*

8° *Les corps bacillaires pullulent beaucoup plus et sont plus actifs dans un milieu à large surface et de mince épaisseur ; le conctat de l'air ne diminue pas leur activité, mais l'aération continue favorisant leur excrétion, les épuise complètement.*

9° *Les corps bacillaires une fois morts ne cèdent guère de leur toxicité au milieu dans lequel ils se trouvent ; aussi* leur *toxicité dépend-elle de la quantité de toxine qu'ils contenaient en mourant.*

10° *Le maximum de toxicité des corps bacillaires est au troisième jour, il diminue ensuite graduellement.*

11° *La culture complète à moitié volume est plus active que ses deux éléments considérés isolément.*

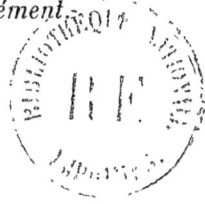